REVUE GENERALE

DES

HERNIES OMBILICALES CONGÉNITALES

DE LA

PÉRIODE EMBRYONNAIRE

PAR

Émile DULLIN

DOCTEUR EN MÉDECINE

EX-INTERNE DES HOPITAUX DE NIMES, ET DE LA MATERNITÉ
DU GARD (1899-1903)

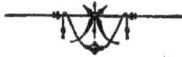

MONTPELLIER
IMPRIMERIE Gustave FIRMIN, MONTANE et SICARDI
Rue Ferdinand-Fabre et Quai du Verdanson

1903

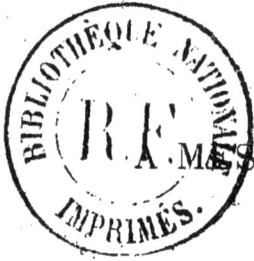

A MES CHERS PARENTS

A MES MAITRES

A MES AMIS

E. DULLIN.

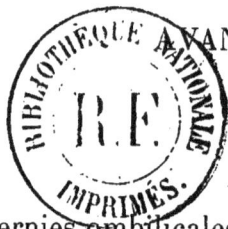

AVANT-PROPOS

Les hernies ombilicales congénitales sont une affection
très rare, puisque Lindfors sur un total de 20.000 accouchements observés à Lund, a constaté qu'il ne s'en produi-
sait qu'un cas sur 5.184 accouchements. Aussi M. le professeur-agrégé Imbert, qui avait eu l'occasion d'opérer
2 cas de ces hernies en septembre 1902, nous a-t-il conseillé d'en faire le sujet de notre thèse.

D'abord, qu'entendons nous par hernie ombilicale congénitale ? C'est une hernie qui existe au moment de la
naissance, mais parmi ces hernies on peut voir deux
variétés : les unes, datant de la période embryonnaire, sont
de véritables malformations dues à un arrêt de développement des parois abdominales, et peuvent contenir la plus
grande partie des organes qui devraient normalement
être renfermés dans cette cavité ; elles ne sont recouvertes que par une mince membrane permettant le plus
souvent d'apercevoir par transparence les organes qu'elles
renferment. Les autres, qui se produisent à la période
fœtale, c'est à dire après le troisième mois de la vie
intra-utérine, au moment où la paroi abdominale est déjà
constituée, recouvertes par le péritoine, sont en général
d'un très petit volume et ne contiennent que de l'intestin,
car il ne saurait être ici question d'épiploon. Ces hernies,

par leurs symptômes, par leur anatomie pathologique, par leur traitement, sont comparables aux hernies accidentelles qui se produisent chez le nouveau-né et n'en diffèrent, en somme, que parce qu'elles existent à la naissance. Aussi, cette dernière classe ne nous arrêtera pas et notre étude ne portera que sur la variété des hernies dites embryonnaires, à laquelle appartenaient d'ailleurs les deux cas opérés par M. le professeur-agrégé Imbert.

Dans ce travail, notre but a été simplement de publier une revue d'ensemble sur la question. Il n'en a pas été publié, en effet, depuis le mémoire de Berger, paru en 1893, et la thèse de Vienne soutenue l'année suivante.

Mais, avant de commencer cette étude, il nous reste, dans ce travail qui constitue le dernier acte de notre scolarité, un dernier devoir à remplir : c'est de remercier nos Maîtres de la Faculté et des Hôpitaux de la bienveillance qu'ils ont toujours montrée à notre égard et des bonnes leçons qu'ils nous ont données pendant tout le cours de nos études.

Nous remercierons tout d'abord M. le professeur Forgue du grand honneur qu'il nous a fait en acceptant la présidence de notre thèse. Nous remercierons également ce maître pour les bonnes leçons qu'il nous a données pendant tout le temps que nous avons suivi son service.

C'est M. le professeur-agrégé Imbert qui nous a conseillé ce sujet d'étude et qui nous a guidé dans nos recherches : nous l'en remercions bien vivement en l'assurant de notre profonde gratitude.

Nous n'aurons garde non plus d'oublier M. le professeur-agrégé Jeanbrau pour ses bons conseils et le bienveillant accueil qu'il a toujours eu pour nous.

Nous ne voulons pas terminer nos études médicales sans

nous rappeler que c'est à Lyon que nous avons fait nos premiers pas dans cette noble carrière, et nous remercions bien vivement de leurs excellentes leçons les professeurs Gailleton, Lépine, Boudet, Poncet, Polosson et Jaboulay.

Nous avons été pendant trois ans interne des hôpitaux de Nimes. Les docteurs Gauch, Laffon, Reboul, de Parades, M. le médecin principal Dubujadoux ont été successivement nos chefs de service. Nous les remercions bien sincèrement de l'affection toute particulière qu'ils nous ont toujours témoignée et des excellentes leçons qu'ils n'ont cessé de nous donner pendant notre présence à l'hôpital. Nous n'oublierons pas non plus les docteurs Crouzet, Guichard, Gilis et Simonot, qui nous ont toujours accordé le plus bienveillant accueil.

Qu'il nous soit permis aussi de remercier sincèrement les sœurs hospitalières de Saint-Joseph des bons soins qu'elles n'ont cessé de nous prodiguer ; nous les avons toujours vu faire preuve du dévouement le plus absolu auprès de tous leurs malades, et nous les en félicitons vivement.

Enfin, c'est à tous nos amis de Lyon, de Nimes et de Montpellier à qui nous adressons en terminant l'hommage de notre plus profonde sympathie.

DES

HERNIES OMBILICALES CONGÉNITALES

DE LA

PÉRIODE EMBRYONNAIRE

HISTORIQUE

L'affection qui fait l'objet de notre étude est connue et signalée depuis assez longtemps par les auteurs. Il existe, d'ailleurs, sur cette question un assez grand nombre de travaux assez importants. Nous ne pouvons, dans ce bref historique, avoir la prétention de les passer tous en revue ; nous nous contenterons de signaler et d'analyser brièvement les plus importants des travaux parus sur la question.

Dès le premier siècle de l'ère chrétienne, Celse, qui publia un traité sur la cure radicale des hernies en général, consacra un court chapitre aux hernies ombilicales des nouveau-nés. Il n'opérait pas les enfants dès la naissance et attendait que l'âge ait donné un peu plus de résistance au sujet. Il n'opérait pas d'ailleurs les omphalocèles volumineuses, qu'il considérait comme au-dessus des ressources de l'art, et n'intervenait que dans les cas de petites hernies.

En 1582, Ambroise Paré publia un travail sur les hernies ombilicales congénitales.

« Quelquefois, dit-il, advient aux enfants nouvellement nés que leur nombril est tuméfié, de grosseur d'un œuf, qui procède pour avoir été mal coupé ou lié, ou pour quelques humeurs ou aquosités qui y sont amassées. Quelquefois aussi apportent cette tumeur du ventre de la mère, accompagnée d'une aposthème à laquelle je conseille au jeune chirurgien n'y toucher pour faire ouverture, car, étant faite, les intestins sortent. »

Ce chirurgien conseille donc l'abstention. Cette abstention devait d'ailleurs être imitée pendant bien longtemps, ce qui se comprend, étant donné les mauvais résultats que donnent, surtout en l'absence d'hémostase et d'antisepsie, les interventions dans les cas d'éventrations volumineuses.

Après lui et jusqu'à l'époque actuelle, on pourrait encore citer un grand nombre de travaux sur cette question. Nous pourrions citer Mauriceau, en 1611, qui consacra un chapitre à l'étude des hernies ombilicales congénitales dans ses observations sur la grossesse et l'accouchement, puis un grand nombre d'auteurs étrangers, surtout des allemands. Mais la plupart de ces auteurs, faute de notions embryologiques, ne pouvaient comprendre la pathogénie, en somme assez compliquée, de l'affection, et que nous étudierons dans un chapitre ultérieur.

Dans le courant du dernier siècle, paraissent des travaux plus importants.

Parmi eux, nous pouvons citer en premier lieu, comme

travail d'ensemble sur la question, la thèse de Chevalier parue à Paris en 1839 et ayant pour titre : les Hernies, ombilicales congénitales ; la thèse de concours de Vidal de Cassis, en 1848, mérite également d'être signalée.

Nous arrivons maintenant à l'époque presque contemporaine, et nous allons passer rapidement en revue les travaux qui ont mis la question au point.

Nous citerons tout d'abord le mémoire de Debout, paru dans le *Bulletin de thérapeutique* en 1861. Cet auteur nous paraît être le premier qui ait nettement défini ces lésions et, surtout, qui ait bien distingué la hernie embryonnaire, celle dont nous avons à nous occuper, des hernies fœtales Il nous montre ces tumeurs recouvertes de deux enveloppes très minces, entre lesquelles on trouve presque toujours de la gélatine de Warton, mais il croit encore, ce qui n'est plus admis aujourd'hui, que la paroi interne des hernies embryonnaires est constituée par un repli du péritoine. Il est le premier pourtant à avoir mis cette opinion en doute. Comme théorie pathogénique, il admet l'arrêt de développement et réfute la théorie de Cruveillhier, qui attribue ces lésions à une compression du corps du fœtus dans l'utérus maternel. Il considère leur diagnostic comme facile et pense que leur réductibilité constitue un des principaux éléments de la bénignité du pronostic. Il cite 10 observations de guérison spontanée. Il est vrai de dire que, dans sa troisième observation, l'enfant mourut, il semble bien, du fait de sa hernie.

Comme traitement, il conseille l'intervention : incision sur la ligne blanche, suture, excision et ligature des enveloppes.

Cinq ans après, parut, en 1866, la thèse de concours de Duplay, travail portant sur les hernies ombilicales en général, mais consacrant quelques chapitres aux hernies congénitales. Il repousse complètement le traitement opératoire, parce que, dit-il, il expose le malade à la mort et que la hernie a une tendance naturelle vers la guérison. Il a d'ailleurs eu plutôt en vue les hernies de la période fœtale et considère comme caractéristique des premiè-res l'absence de péritoine, et des secondes, au contraire, la présence de cette séreuse au-devant de la hernie. Il rapporte ces hernies à un arrêt de développement. Il est d'avis de ne pas intervenir pour les hernies réductibles, mais, au contraire, il conseille d'opérer de bonne heure dans les cas irréductibles, qu'il considère incompatibles avec l'existence.

Plus récemment encore, en 1893, a paru un mémoire de Berger dans la *Revue de chirurgie* sur les hernies ombilicales embryonnaires. Après avoir rapporté deux observations nouvelles, il s'occupe surtout du traitement et conseille l'intervention pour les hernies résultant d'un arrêt de développement pendant la période embryonnaire. Il réunit dans un tableau 41 cas, avec 31 guérisons et 10 morts seulement.

L'année suivante, paraît la thèse de Vienne. Il publie trois observations nouvelles; toutes trois étaient consacrées à des monstres ayant des arrêts de développement multiples. Il admet trois théories pathogéniques.

Un arrêt de développement de la somatopleure qui laisse l'ombilic largement ouvert:

La somatopleure peut être complètement développée, mais peut avoir conservé les caractères primitifs de membrane transparente, par suite du défaut partiel de formation des éléments cutanés musculaires et osseux.

Le canal vitellin peut persister anormalement après le troisième mois de la vie intra-utérine et maintenir au-dehors de l'abdomen l'anse intestinale sur laquelle il s'insère. On a ainsi la formation d'une hernie sans qu'il y ait arrêt de développement des parois abdominales.

Il distingue aussi les hernies fœtales des hernies embryonnaires par la présence d'un sac herniaire péritonéal.

Il préconise l'intervention, sauf lorsqu'il existe d'autres malformations incompatibles avec la vie. Il recommande d'intervenir le plus tôt après la naissance.

Il considère le pronostic de ces hernies comme heureusement modifié par les progrès de la chirurgie.

Nous devrons encore citer l'article de Berger dans le *Traité de chirurgie* de Duplay et Reclus, paru en 1898 (2ᵐᵉ édition).

Cet auteur maintient les conclusions du mémoire que nous avons précédemment cité.

Tels sont, à l'heure actuelle, les principaux travaux qui ont paru sur les hernies ombilicales congénitales. Il en existe un grand nombre d'autres, mais nous n'avons indiqué que ceux qui nous ont paru les plus importants.

NOTIONS EMBRYOLOGIQUES
SUR LE DÉVELOPPEMENT DE L'OMBILIC

Au début de cette étude sur les hernies ombilicales d'origine embryonnaire, nous avons jugé indispensable de donner quelques notions embryologiques sur le développement de l'ombilic.

Rappelons tout d'abord que de la vésicule blastodermique, une faible partie est employée à la constitution du corps de l'embryon : elle est désignée sous le nom d'aire embryonnaire ; tout le restant de la vésicule blastodermique est l'aire extra-embryonnaire. L'entoderme de cette aire extra-embryonnaire constitue la vésicule ombilicale ou sac vitellin. Cet entoderme se continue d'abord sans ligne de démarcation, avec l'entoderme de l'aire embryonnaire, qui est destiné à fournir l'intestin primitif ; nous allons étudier le mode de formation de l'ombilic intestinal qui délimite vésicule ombilicale et intestin primitif.

L'embryon se différencie d'abord par son extrémité céphalique et son extrémité caudale. Au niveau de la tête, le développement progressif de la vésicule cérébrale primitive arrive à former une saillie qui surplombe l'ecto-derme de l'aire extra-embryonnaire. Au niveau de l'extrémité caudale, le processus est différent : « Tout se passe comme si, dit M. le professeur Vialleton dans le *Traité d'Anatomie descriptive* de Testud, la membrane anale basculait en dessous et en avant, autour de son extrémité antérieure comme charnière ». Ainsi se trouve formée une extrémité saillante qui délimite l'embryon en arrière.

A ce moment, l'embryon est rattaché à la vésicule blastodermique par un large orifice qui passe : en avant, au devant de la bouche ; en arrière, en avant de la membrane anale ; sur les côtés, au milieu des flancs. Cet orifice est l'ombilic cutané.

Par suite, l'entoderme de l'embryon, qui constitue l'intestin primitif, se continue lui aussi avec l'entoderme de l'aire extra-embryonnaire ou vésicule ombilicale, par un orifice circulaire concentrique au précédent : c'est l'ombilic intestinal, encore appelé canal vitellin.

Les parois ventrales vont se fermer par rétrécissement de l'ombilic cutané et de l'ombilic intestinal ; en réalité, comme dans tous les processus embryologiques, il n'y a pas de rétrécissement véritable. L'ombilic cutané et l'ombilic intestinal ne voient pas leurs dimensions primitives diminuer, mais, par suite d'un développement vigoureux des parties environnantes, ces orifices ne s'accroissant pas de pair, semblent se rétrécir, il y a rétrécissement apparent.

Quelles sont les parties qui vont se développer pour fermer les parois ventrales de l'embryon ?

Dans le cours du développement, le mésoderme se clive en deux lames : une lame fibro-cutanée qui, en s'accolant à l'ectoderme, forme la somatopleure, et une lame fibro-intestinale qui se joint à l'entoderme pour constituer la splanchnopleure. C'est la somatopleure, qui entoure le pédicule de l'ombilic cutané, qui semble s'avancer pour obturer l'orifice ombilical et constituer le premier rudiment de la paroi ventrale. Il se forme ainsi une membrane mince connue en embryologie sous le nom de *membrana reuniens inferior* de Rathke.

Au sein de cette membrane la paroi musculaire apparaît plus tard par prolifération progressive de tissus émanés de protovertèbres qui, partis de la ligne médiane dorsale, gagnent la ligne médiane ventrale en clivant la somatopleure en deux lames, l'une externe formant le derme cutané, l'autre interne donnant le péritoine pariétal.

Pendant toute cette période, l'ombilic intestinal subit un rétrécissement progressif et le canal vitellin finit par disparaître. Mais il peut se faire que ce canal persiste, expliquant ainsi la présence, au niveau de l'ombilic, de diverticule en communication avec l'intestin : c'est le diverticule de Meckel.

Nous devons maintenant dire un mot du développement de la vésicule allantoïdienne qui a apparu vers la fin de la deuxième semaine.

Cette vésicule allantoïde naît sur la face ventrale de l'intestin postérieur de l'embryon, immédiatement en avant de la membrane anale et vient sortir entre l'ombilic cutané et l'ombilic intestinal et se placer dans le cœlome externe. La partie de cette vésicule allantoïde donne, dans la suite du développement, deux parties intéressantes à connaître : sa partie postérieure constitue la vessie, tandis que sa partie antérieure donne le canal de l'ouraque. C'est cette disposition qui nous explique qu'on puisse constater dans ces hernies une omphalocèle urinaire.

Pour terminer ces quelques notions embryologiques utiles pour la compréhension de notre sujet, il nous reste à exposer brièvement la formation de l'amnios et ses rapports avec l'orifice ombilical. L'embryon semble s'enfoncer dans la vésicule blastodermique : ce mouvement d'abaissement apparent détermine la formation autour de l'ombilic cutané et aux dépens de l'ectoderme, de la vésicule blastodermique des capuchons, dits capuchons céphalique, caudal, latéraux, qui ne tardent pas à arriver au contact.

Les lames externes et les lames internes de ces capuchons se soudent respectivement : on a ainsi une membrane interne ou sac amniotique, dont le pédicule, par son mode de formation même, entoure le cordon ombilical ; quant à l'enveloppe externe résultant de l'union des lames externes, elle constitue la membrane séreuse.

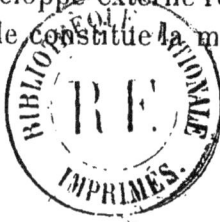

ÉTIOLOGIE ET PATHOGÉNIE

L'étiologie des hernies ombilicales congénitales d'origine embryonnaire, comme l'étiologie des malformations en général, est entourée d'obscurité. Nous examinerons d'abord les conditions dans lesquelles se développent ces hernies au point de vue de leur fréquence, du sexe, de l'hérédité.

I. *Fréquence.* — Il résulte des statistiques que nous avons pu trouver dans la littérature médicale que ces hernies sont très rares. La statistique la plus considérable est celle de Lindfors : elle porte sur plus de 20.000 accouchements : l'auteur donne la proportion de 1 cas sur 5.184 accouchements. Dans sa thèse inaugurale, Vienne dit n'avoir relevé que 1 cas sur 3.084 naissances. Thudicum évaluait la fréquence de ces lésions à 1 pour 20.000 accouchements.

C'est donc une affection très rare et c'est par une coïncidence vraiment remarquable que M. le professeur agrégé Imbert a pu en observer deux cas en quelques jours. C'est à la suite d'une coïncidence analogue que Berger ayant observé et opéré 8 cas en un mois, publia son intéressant mémoire dans la *Revue de Chirurgie.*

II. *Sexe.* — Bien qu'on ne puisse en trouver une rai-
son, il semble, d'après ces statistiques, que la hernie embryonnaire soit plus fréquente chez les garçons que chez
les filles. Dans les statistiques de Lindfors on trouve 25
garçons pour 15 filles.

III. *Hérédité.* — On a recherché les causes de ces
arrêts de développement dans les maladies des parents,
qu'il s'agisse de maladies aiguës ou de maladies chroni-
ques.

Parmi ces dernières, c'est surtout la syphilis qui a été
incriminée. Si tous les auteurs se sont ralliés, après Hec-
kel, à la théorie d'un arrêt de développement, l'imagina-
tion des médecins avait engendré, pour expliquer cette
malformation, de nombreuses théories que nous allons
brièvement exposer.

Simpson pensait que la hernie ombilicale congénitale
était due à la fixation de l'intestin par des adhérences de
péritonite partielle développée chez le fœtus.

Ces adhérences qui manquent souvent paraissent être
secondaires : au reste, Simpson avait reconnu lui-même
la possibilité de ce fait dans certains cas.

Guérin émit une théorie qui n'a plus qu'une valeur historique. Il admettait que l'orifice ombilical était maintenu
largement ouvert par une rétraction intra-utérine des
muscles abdominaux, rétraction qu'il rapprochait de ce
qu'on observe dans le pied bot et le torticolis : il pensait
qu'il y avait là une maladie du système nerveux entraînant
des contractures.

Sandifort invoquait un traumatisme survenu pendant
la grossesse (en particulier, chutes graves de la mère).

Nous ne citerons que pour mémoire l'opinion de Scarpa
montrant l'influence sur le péritoine des tiraillements du

cordon inséré autour du cou. Il est évident qu'elle ne saurait s'appliquer qu'aux hernies fœtales.

Oken invoquait un fait exact : une rétraction insuffisante des anses intestinales primitivement situées dans le cordon.

Lassus attribuait ces hernies à une augmentation de volume du foie, qui faisait perdre droit de cité dans l'abdomen à l'intestin. Mais cette hépatomégalie est loin d'être constante.

Pour Thudicum, c'est l'intestin rempli de méconium qui maintient l'ombilic béant et l'empêche de se fermer.

Chadwick admettait une disproportion marquée entre le volume de la cavité abdominale et son contenu, d'où un excès de pression des viscères qui empêchait les parois ventrales de se fermer.

Cruveilhier considère l'éventration ombilicale congénitale comme la conséquence d'une compression éprouvée pendant la vie intra-utérine ou d'une attitude vicieuse. Ce serait cette compression ou cette attitude qui aurait refoulé peu à peu les viscères dans le cordon ombilical.

La théorie pathogénique aujourd'hui admise par tous, c'est un arrêt de développement dans les lames de la somatopleure, prolongements latéraux des protovertèbres.

Ces lames laissent dans la région ombilicale un orifice plus ou moins vaste, selon le degré de trouble apporté au développement normal, orifice qui n'est comblé que par la membrane *reuniens* de Rathke, conservant plus ou moins sa transparence suivant les cas, membrane de Rathke uniquement doublée par l'amnios.

Dans certains cas, le cordon ombilical est très court et peut même faire complètement défaut. On peut voir alors des adhérences unissant l'embryon au placenta. Geoffroy Saint-Hilaire pensait que ces adhérences étaient la cause de la malformation en empêchant l'occlusion de l'ombilic. Il semble qu'il ait pris l'effet pour la cause, et que ces adhérences ne se produisent que par suite du contact des viscères avec le placenta, dû précisément à l'arrêt de développement de l'ombilic et du cordon.

A côté de l'arrêt de développement dans la formation de la paroi ventrale par la somatopleure, il faut placer une cause du même ordre : le défaut de régression du canal vitellin. Normalement, le tube intestinal, qui commence à se couder vers le début de la quatrième semaine, passe en partie dans le cordon ombilical et, vers la fin de la huitième semaine ou le commencement de la neuvième, on peut trouver dans la base de ce cordon, qui s'est creusé une cavité destinée à le recevoir, un volumineux paquet d'anses grêles; puis, vers le milieu du troisième mois, le canal vitellin se sépare de l'intestin, qui rentre dans la cavité abdominale ; mais si ce canal persiste, il maintient au dehors l'anse d'intestin dans laquelle il s'abouche et qui a reçu le nom d'*anse vitelline.* Ainsi se trouve expliquée l'absence de fermeture de l'ombilic et la production d'une hernie ombilicale congénitale embryonnaire avec diverticule de Merkel.

Cette cause de la hernie embryonnaire avait été fort bien vue par Ahlfeld, mais il eut le tort de vouloir la généraliser à tous les cas.

En résumé, le mécanisme de la production des hernies ombilicales congénitales d'origine embryonnaire nous paraît pouvoir se ramener à un seul : l'arrêt de développement de la somatopleure, avec ou sans persistance du canal vitellin.

ANATOMIE PATHOLOGIQUE

L'anatomie pathologique de la question a été très bien étudiée dans la plupart des travaux qui ont été cités dans notre historique. Nous nous sommes surtout inspiré des travaux d'Orliach et de Berger, ainsi que de la thèse de Vienne. Au point de vue de la division, nous considérerons cinq parties dans cette étude : 1° un orifice ; 2° un sac ; 3° le cordon ; 4° le contenu ; 5° malformation d'autres organes.

I. *L'orifice*. — L'orifice ou plutôt le trajet est formé par l'anneau ombilical considérablement agrandi par suite de l'arrêt de développement qui a empêché son oblitération. Ses dimensions sont d'ailleurs très variables. Chez les 2 malades dont nous rapportons les observations, et qui ont été opérées par M. le professeur-agrégé Imbert, l'ouverture mesurait dans un cas environ 6 cent., dans l'autre 7 ou 8 cent. de diamètre.

Debout rapporte un cas où l'orifice avait 22 cent. de circonférence ; cet orifice a donc souvent des dimensions considérables. Les bords en sont généralement rouges ; à l'extérieur, il se continue avec la peau. A remarquer que, dans quelques cas, le bord de l'orifice, au lieu d'être régulièrement cicatrisé, est dentelé. Ahlfeld pense que, dans ce cas, il s'agirait de fissure vésicale.

II. — *Les enveloppes de la hernie* sont constituées par la gaine du cordon dilaté ; ces enveloppes sont au nombre de deux :

a) Une membrane externe.

b) Une membrane interne.

La paroi externe est constituée par l'amnios : d'un côté elle se continue, pour Vienne, avec la peau de l'abdomen en présentant, au niveau de la ligne circulaire suivant laquelle elle se continue, un sillon plus ou moins profond ; de l'autre elle se continuerait avec le cordon en formant sa gaine. Au-dessous de cette membrane, on trouve une substance gélatineuse qui, pour les uns, serait de la gélatine de Warton, pour les autres, serait simplement du tissu conjonctif ayant une structure gélatineuse et ressemblant à de la gélatine de Warton (Ahlfeld).

On a beaucoup plus discuté sur la nature de l'enveloppe interne.

Avant le mémoire de Debout, on pensait que c'était simplement le feuillet pariétal du péritoine amené à ce niveau. Cet auteur fut le premier à émettre des doutes sur sa nature, en raisonnant par analogie et se fondant sur ce qui se passe dans les cas de *spina bifida*.

Duplay a fait des recherches importantes sur la question et pense que l'enveloppe interne n'est pas toujours constituée par le péritoine. Il s'est d'abord appuyé sur l'embryologie et nous ne pouvons mieux faire que de citer textuellement une partie de sa thèse démontrant que le péritoine ne peut exister là où il n'y a ni derme, ni nerf, ni muscles, ni os :

« La membrane primitive de Rathke, que Reicher appela

l'âme amniotique parce que l'amnios et la membrane ventrale primitive ne sont guère que la continuation et presque la répétition l'une de l'autre, la membrane primitive de Rathke, dis-je, n'est pas simplement une membrane transitoire : bien loin de disparaître, elle s'accroît en étendue, gagne en épaisseur pendant que des prolongements émis par les vertèbres primitives pénètrent dans sa substance, lui apportant les éléments nécessaires à sa transformation progressive en paroi ventrale définitive.

» Les recherches plus récentes de Remack (1885) ont complété l'œuvre si bien commencée par de Baer, Rathke, Reicher, en montrant de quelle manière se forment, en pénétrant d'arrière en avant, dans cette membrane primitive, les organes divers nécessaires à la constitution définitive de la paroi ventrale. Je ne saurais entrer dans les détails de cette formation ; je me bornerai seulement à indiquer les points qui ont rapport au sujet qui m'occupe.

» Il résulte des descriptions de Remack, admises aujourd'hui par les embryologistes les plus distingués (Campana), que la membrane ventrale primitive est divisée en 2 feuillets dont l'interne se divise lui-même en 2 lames de très inégale épaisseur, par suite de la pénétration des prolongements émanés des masses vertébrales primitives.

» Or, de ces deux lames, l'externe forme l'épiderme et ses dépendances, l'interne le derme et le péritoine, et c'est seulement à mesure que les prolongements latéraux des vertèbres primitives s'avancent d'arrière en avant, en dédoublant le feuillet interne de la membrane ventrale primitive, que l'épiderme et le péritoine se forment sur les limites de la paroi ventrale définitivement constituée.

» Par conséquent, toutes les couches de cette paroi ventrale permanente se forment *pari passu* dans leur accroissement vers la ligne médiane antérieure sans jamais se dépasser l'une l'autre. Là où parvient le péritoine, parviennent nécessairement le derme, le nerf, les muscles, les os, sans lesquels le péritoine n'aurait pu se séparer du derme. »

Nous avons voulu citer ici textuellement ce passage de M. Duplay, parce qu'il nous a semblé devoir expliquer très bien quelle devait être la structure de cette membrane interne. Nous trouvons, en effet, que cette membrane très mince ne contient ni vaisseau ni nerf, si bien que si l'on n'opère pas, le plus souvent, dans les hernies très volumineuses, elle se sphacèle après la naissance.

Cette membrane, dans les cas qui font l'objet de notre étude, dans les cas d'omphalocèle d'origine embryonnaire, n'est donc pas constituée par le péritoine, mais par un reste de la membrane de Rathke.

III. *Le cordon.* — On constate que, le plus souvent, les artères ombilicales cheminent en dehors et en bas de la tumeur herniaire.

D'après Vienne, la veine serait plus souvent en haut ; souvent les membranes d'enveloppe sont assez transparentes pour que l'on puisse les voir ; souvent aussi, on peut les percevoir à la palpation. On ne peut sentir les pulsations artérielles que s'il existe dans la tumeur un organe dur tel que le foie ; on peut constater des anomalies dans le nombre des artères.

Le cordon s'insère parfois au sommet de la tumeur, mais ce n'est pas ce qui se produit dans la majorité des cas. Le plus souvent, en effet, il s'insère sur un des côtés de la tumeur ; pour Cruveilhier, ce serait le côté gauche.

On remarquera que, dans les deux cas opérés par M. le professeur-agrégé Imbert, le cordon s'insérait également du côté gauche de la tumeur herniaire.

Debout trouve que, dans les cas où la tumeur est irréductible, l'insertion se fait le plus souvent au sommet.

Nous signalerons encore que, pour Buschan, le cordon est le plus souvent très court. Dans un cas de Otto, rapporté par Vienne, il aurait même fait complètement défaut, le placenta aurait adhéré directement au sac herniaire, mais ces faits sont absolument exceptionnels.

IV. *Organes contenus dans la hernie.* — Ces viscères sont très divers et varient surtout suivant les dimensions de la hernie. Tandis que dans les petites hernies on peut ne trouver qu'un lobe du foie ou qu'une anse intestinale, dans les omphalocèles volumineuses on peut trouver la plus grande partie des organes qui devraient être normalement contenues dans cette cavité. Cette cavité est alors trop petite pour les contenir, ils ont perdu droit de domicile dans l'abdomen.

Nous citerons une observation de Chadwich où, non seulement les organes de cette cavité, mais même certains organes thoraciques comme le cœur, se trouvaient contenus dans la hernie.

Debout désigne ces tumeurs sous le nom d'hépatomphale, lorsqu'elles ne contiennent que le foie et l'intestin, et de hernie congénitale par éventration, lorsque l'ouverture est très large et permet l'issue d'une très grande quantité de viscères.

Une observation de Manuel, datée de 1863, nous montre une hernie contenant de l'intestin depuis le duodenum jusqu'à l'S iliaque, et puis un rein dépourvu de son canal excréteur. Les autres organes étaient normaux, et il pense que le rein trouvé dans la hernie était un rein surnuméraire.

Vienne rapporte une statistique d'après Krœmer,

d'après laquelle les organes contenus le plus souvent dans la hernie seraient, en première ligne, les intestins, puis le foie, la rate et enfin le cœur qui a été trouvé deux fois sur 23 observations.

Il arrive que dans ces hernies on voit persister le diverticule de Meckel. Il se traduit tantôt par un renflement en forme d'ampoule sur une anse grêle herniée ; d'autres fois, il existe un vrai canal qui fait communiquer la cavité intestinale avec l'extérieur. Ce canal est parfois assez large pour donner passage à des matières fécales. La présence de ces fistules coexiste parfois avec l'imperforation de l'anus et avec une atrophie plus ou moins complète du gros intestin. Ces cas sont, d'ailleurs, exceptionnels et on ne voit le plus souvent qu'une toute petite fistule ne donnant passage qu'à un écoulement très peu abondant. Elles peuvent s'oblitérer à une extrémité et donner naissance à des kystes.

Il existe des observations de Fredmann, Ludwig et Tilling, dans lesquelles toute la tumeur herniaire était constituée seulement par le diverticule de Meckel, énormément dilaté et constituant une vaste cavité s'ouvrant à l'extérieur (omphalocèle diverticulaire).

Dans d'autres observations, on a signalé l'existence du pédicule de la vésicule allantoïde : on a alors persistance d'une fistule faisant communiquer la vessie avec l'ombilic, d'autres fois une vaste cavité contenant de l'urine, formant soit une grande cavité urinaire au contact de la hernie, comme s'il s'agissait d'une vessie en bissac, ou encore une ectopie partielle de la vessie, d'une omphalocèle urinaire (Jaboulay).

Il semble que ces diverticules urinaires doivent être

placés en dehors de la cavité de la hernie; c'est, d'ailleurs,
l'opinion de Duplay et de Jaboulay.

De même d'ailleurs que la persistance du diverticule de
Meckel peut coïncider avec l'imperforation de l'urèthre,
la persistance du pédicule de la vésicule allantoïde peut
coïncider avec l'imperforation de l'urèthre. On a même
signalé des observations où il existait un pseudo-pénis
ombilical.

Nous devons maintenant nous préoccuper de l'état des
viscères contenus dans la cavité de la hernie. Le plus
souvent l'intestin reste sain tant que les enveloppes sont
intactes. Le foie peut présenter un sillon d'étranglement
au niveau du collet de la hernie, ainsi que cela est signalé chez le second des deux nouveau-nés opérés par M. le
professeur agrégé Imbert ; il peut être hypertrophié.

Nous ne savons rien sur les lésions histologiques, que
nous n'avons vu signalées nulle part.

V. *Lésions concomitantes.* — Il arrive assez fréquemment, qu'en même temps que des malformations de l'anneau ombilical on en constate d'autres, tantôt dans le voi-
sinage, tantôt en des points assez éloignés. Bien qu'elles
ne fassent pas directement partie de notre sujet, nous
les signalerons brièvement à cause de leur fréquence.

Nous avons déjà indiqué l'imperforation de l'anus ou
du canal de l'urèthre, nous n'y reviendrons pas. Mais on a
signalé aussi des fissures palatines, des fissures vésicales,
pubiennes. des spina bifida , et parfois la hernie cérébrale
(exencéphalée).

Dans d'autres observations nous voyons rapportée l'in-
curvation de la colonne vertébrale (Wilke); on en a donné
de nombreuses théories pathogéniques sur lesquelles nous
n'insisterons pas.

Voilà ce que nous avions à dire sur l'anatomie pathologique des hernies ombilicales congénitales embryonnaires. Nous avons peut-être été un peu long, mais nous
pensons ne pas l'avoir été trop, car c'est un des chapitres
les plus importants de notre travail.

SYMPTOMATOLOGIE

Les explications que nous avons fournies sur l'anatomie pathologique, les observations que nous rapportons, nous permettront d'être bref sur la symptomatologie. Nous décrirons deux ordres de symptômes :

I. — Symptômes fonctionnels.
II. — Signes physiques.

I. — Les symptômes fonctionnels ont dans cette affection moins d'importance que les signes physiques.

On comprend d'abord qu'un nouveau-né pourra ne pas réagir de la même façon qu'un enfant plus âgé.

Le symptôme le plus fréquemment observé est le vomissement, soit qu'il soit dû à une gêne mécanique dans la circulation des matières, ou qu'il soit simplement un mécanisme d'ordre réflexe.

Nous le trouvons signalé chez le premier des deux enfants opéré par M. le professeur-agrégé Imbert.

Ici ces vomissements présentaient le caractère particulier d'être bilieux.

Il me semble difficile de dire s'il existe des douleurs. Dans les cas où il existe en même temps soit une omphalocèle diverticulaire accompagnée d'une imperforation de l'anus, soit une omphalocèle urinaire accompagnée d'une imperforation de l'urèthre, on a les symptômes, soit d'un anus contre nature, ou d'un méat anormal.

Nous devons encore dire que ces vastes omphalocèles ne sont pas sans retentir sur l'état général, même en dehors de toute complication. Le plus souvent, la nutrition se fait mal ; le foie comprimé, situé en dehors de sa place naturelle, remplit mal ses fonctions : aussi l'enfant ne tarde-t-il pas à dépérir.

II. *Signes physiques.* — Dans les cas moyens qui sont ceux surtout qui doivent nous préoccuper (car les éventrations où la paroi abdominale fait presque complètement défaut, sont à peu près incompatibles avec la vie), l'enfant vit quelques heures ; souvent la poche est rompue avant la naissance ; elle peut se rompre pendant le travail, on peut apercevoir au niveau de l'anneau ombilical une tumeur de volume variable, parfois du volume d'un œuf, parfois d'une petite orange.

La forme de la tumeur n'est pas moins variable que son volume. Parfois ovoïde, elle va en s'effilant de sa base vers le sommet; d'autres fois arrondie, tantôt lisse et régulière, tantôt bosselée.

Sa consistance est aussi irrégulière. Molle, dépressible, lorsque l'intestin seul y est contenu, elle est au contraire dure, au moins sur certains de ses points, lorsque le foie y est contenu.

Elle est réductible dans les cas ordinaires; dans ces cas, lorsqu'on appuie avec précaution sur la tumeur, elle rentre dans la cavité abdominale en produisant un bruit de gargouillement caractéristique.

D'autres fois, elle est partiellement irréductible ; lorsqu'il y a en même temps le foie et l'intestin, il peut arriver que l'on réduise l'intestin, mais que le foie soit irréductible. Enfin, dans d'autres cas, l'irréductibilité est complète. Cela arrive surtout lorsque la hernie est très volumineuse et que les viscères ont perdu droit de domicile dans la cavité abdominale. D'autres fois l'irréductibilité peut tenir à des adhérences qui peuvent exister dès la vie intra-utérine.

L'aspect de la tumeur dépend des membranes qui la recouvrent. Tantôt ces membranes, fines, transparentes, permettent d'apercevoir facilement les organes contenus dans l'intérieur de la tumeur. On peut voir très nettement se dessiner des anses intestinales. On peut apercevoir les vaisseaux du cordon, parfois le foie. Dans d'autres circonstances, au contraire, ces enveloppes sont complètement opaques, et la tumeur a alors un aspect violacé noirâtre.

L'anneau est, en général, d'aspect rouge ou rosé.

Dans le cas où il existe une hernie diverticulaire, on peut voir un petit orifice laissant échapper les matières fécales, mais il pourra facilement passer inaperçu. Si ce diverticule est rempli de matières, on pourra le reconnaître, d'après Cazin, à l'épaisseur plus considérable du cordon, et même à un bruit de gargouillement que produirait la pression à la base du cordon.

S'il existe une omphalocèle urinaire, on la reconnaîtra à la présence d'une tumeur molle, fluctuante, transparente; l'enfant rendra une quantité d'urine insuffisante par l'urèthre.

Voilà ce qu'à l'heure actuelle on peut dire sur la symptomatologie de ces tumeurs. Les développements que nous avons donnés sur l'anatomie pathologique nous ont permis d'être plus bref sur ce chapitre.

ÉVOLUTION

Nous devons ici considérer quelle serait l'évolution d'une hernie embryonnaire abandonnée à elle-même. Dans cette partie de notre travail, nous nous sommes surtout adressé au mémoire de Debout (*loco citato*) et à la thèse d'Orliac.

Le premier de ces auteurs a, ainsi que nous l'avons signalé, publié 10 observations de guérison spontanée d'omphalocèle embryonnaire.

Comment se produit cette guérison spontanée ?

La membrane externe, qui est, comme nous l'avons vu, une dépendance du cordon, se détache en général peu de jours après la naissance, un peu plus tard pourtant que dans les cas normaux ; elle se détache, ainsi que le fait le cordon normal, au point où la tumeur se continue avec la peau.

Il ne reste donc pour recouvrir les viscères que la membrane interne qui est, ainsi que nous l'avons vu, un reste de la membrane de Rathke, mais à la chute du cordon, on voit que cette membrane est devenue vasculaire et bourgeonnante.

Peu à peu les bords de la plaie se rapprochent et, au bout d'un temps variable, suivant ses dimensions, la cicatrisation est complète.

4

Elle n'est pas toujours définitive et on peut voir des hernies se produire soit à l'ombilic, soit en d'autres points.

Mais il n'en est pas toujours ainsi, surtout dans les tumeurs très volumineuses. Les deux enveloppes de la hernie se sphacèlent, les viscères sont à nu, et on a une péritonite rapidement mortelle.

On voit donc que, contrairement à ce que l'on croyait antérieurement au mémoire de Debout, la mort n'est pas la terminaison fatale des omphalocèles, et que les cas de guérison spontanée ne sont pas exceptionnels, surtout lorsque la tumeur n'atteint pas un volume trop considérable.

DIAGNOSTIC

Le diagnostic de hernie ombilicale congénitale s'impose, il suffit de connaître l'existence de cette affection.

Nous rappellerons, en effet, que contrairement à l'usage établi pour les hernies inguinales et crurales qui fait appeler hernie congénitale toute hernie survenue grâce à la persistance d'une disppoition congénitale, alors même que cette hernie apparaît à un âge assez avancé de la vie, pour les hernies ombilicales on ne désigne sous le nom de congénitales que celles qui existent à la naissance.

La hernie congénitale embryonnaire forme une tumeur trop volumineuse pour passer inaperçue et un peu d'attention suffira pour éviter la trop grossière erreur de ce praticien contemporain d'Ambroise Paré, qui, croyant avoir affaire à un abcès, donna un coup de bistouri dans la tumeur.

Si une hernie ombilicale congénitale peut être méconnue, c'est la variété fœtale, dont certaines formes peu volumineuses nécessitent un examen soigneux ; mais il n'entre pas dans le cadre de notre sujet d'examiner la méthode à suivre pour les diagnostiquer.

Le premier point qui mérite de fixer l'attention du médecin, c'est le diagnostic entre la variété embryonnaire et la variété fœtale. Si dans le cas de grosse tumeur renfermant une partie du foie et de nombreuses anses grêles, le diagnostic de hernie embryonnaire s'impose, plus grand sera l'embarras en présence d'une hernie peu volumineuse ne renfermant que de l'intestin. On cherche vainement pour ces cas les signes cliniques qui permettraient de trancher la question, et souvent force sera d'attendre l'examen de la membrane d'enveloppe après l'opération pour nous fixer. L'étude histologique montrera si l'on a affaire à une membrane vasculaire comme le péritoine, ou à une membrane à structure embryonnaire comme celle de Rathke.

Le clinicien doit se demander ensuite quel est le contenu de la hernie. La transparence des enveloppes permet assez souvent de faire le diagnostic des organes herniés par la simple inspection ; mais il importe de faire observer qu'il faut pour cela examiner l'enfant peu de temps après la naissance, car les membranes deviennent rapidement opaques.

Au reste, la palpation et la percussion permettent de faire le diagnostic avec autant de sûreté que l'inspection.

L'intestin donne une tumeur sonore à la percussion, réductible avec gargouillement.

La présence du foie se traduit par une matité dont les doigts peuvent suivre quelquefois les limites constituées par un rebord tranchant, tumeur dont ils percevront toujours la consistance ferme, rénitente.

Enfin, Duplay a fait remarquer que quand le foie était contenu dans la hernie, l'insertion du cordon se faisait toujours du côté gauche de la tumeur, ce qui est expliqué par les rapports de la veine ombilicale avec le foie. C'est un signe auquel il accorde une grande importance.

On songera à la présence possible de l'estomac dans

la hernie, si l'enfant présente des vomissements immédiats après les tétées.

L'omphalocèle urinaire sera caractérisée par une tumeur fluctuante, transparente, située à la base du cordon. Le diagnostic sera souvent facilité par la coexistence fréquente d'une malformation urinaire comme l'imperforation de l'urèthre.

PRONOSTIC

Jusqu'au mémoire de Debout (*loco citato*) les vastes hernies ombilicales de la période embryonnaire étaient considérées comme ayant un pronostic à peu près fatal,

Mais cet auteur, dont nous avons analysé ailleurs le travail, a cité 10 observations de guérison spontanée de ces affections. A partir de ce moment le pronostic de ces affections ne fut plus considéré comme aussi fatalement mortel.

On distingue plus facilement maintenant les énormes éventrations, accompagnées d'autres arrêts de développement tel que l'exencéphale, et absolument incompatibles avec l'existence, des hernies de moyen volume, où la guérison spontanée est possible par le mécanisme qu'a indiqué cet auteur.

De nos jours ce pronostic s'est encore amélioré avec les progrès de la chirurgie, surtout avec l'apparition de l'antisepsie et de l'asepsie. On est arrivé à considérer ces grosses tumeurs comme plus facilement opérables et à ne plus compter sur les seuls efforts de la nature pour arriver à les guérir.

Nous verrons dans le chapitre de ce travail que nous consacrons au traitement, quels sont les procédés proposés par les divers auteurs pour arriver à la guérison, et quels sont les résultats encourageants que donnent ces procédés.

En somme, tout en restant très grave, le pronostic des hernies ombilicales ne doit plus être considéré comme fatalement mortel, et si l'on nous objecte que les deux cas dont nous rapportons plus loin les observations se sont terminés par la mort, nous répondrons que c'étaient deux tumeurs très volumineuses contenant un grand nombre d'organes et ne devant pas être considérées comme des cas moyens, mais bien comme des cas très graves.

Comme conclusion, nous dirons qu'en médecine légale on doit considérer les enfants atteints de cette malformation comme viables.

TRAITEMENT

La conduite des chirurgiens en présence d'une hernie ombilicale d'origine embryonnaire a été modifiée totalement par l'avènement de la période antiseptique.

Avant l'antisepsie, on se contentait de surveiller la chute du cordon sous un pansement protecteur pour empêcher le développement des complications septiques.

Debout, en 1861, était abstentionniste décidé, et 5 ans plus tard, dans sa thèse d'agrégation, Duplay s'élevait encore contre toutes les tentatives précoces de réduction sanglante.

Mais la connaissance de la statistique de Lindfors, reprise et complétée par Berger dans son mémoire de la *Revue de chirurgie*, doit aujourd'hui déterminer l'opérateur à l'intervention.

De 1882 à 1893, sur 44 observations publiées, en y comprenant les 2 cas de Berger, on trouve 32 cures radicales avec 26 guérisons et 6 morts ; 5 ligatures sous-cutanées du pédicule, avec 3 guérisons et 2 morts, et 7 cas pour lesquels l'expectation aboutit à 4 morts et 3 guérisons.

Mais il existe une statistique plus convaincante encore: elle est due à Willis Mac Donald (d'Albany) et a été publiée en 1890 in *American Journal of Obstetrics.* Cet

auteur a réuni 19 observations d'exomphale congénitale
opérée avec 17 guérisons et 2 morts, et 12 observations
dans lesquelles on s'en tint à l'expectation, et pour lesquelles on trouve 9 morts rapides et 3 guérisons.

Comme à toutes les statistiques de cet ordre, on peut
faire à celles que nous avons citées l'objection que l'on n'a
publiée que les cas heureux ; mais dans l'espèce, comme
l'a dit Berger, on peut également se demander quelle serait la proportion de mortalité si on avait publié tous les
cas de hernie ombilicale congénitale qui ont été abandonnées à elles-mêmes, dans les villes ou dans les cam-
pagnes.

Les avantages de l'intervention chirurgicale étant ainsi
posés, nous allons étudier successivement les indications
de l'opération et du moment de cette opération ; en second lieu, les contre-indications ; enfin, les conditions dans
lesquelles il faut intervenir et le manuel opératoire qu'il
faut suivre.

1° *Indications.* — L'opération doit être la règle dans les
hernies ombilicales congénitales d'origine embryonnaire.
Elle est surtout indiquée si les enveloppes sont minces,
et si l'exomphale est irréductible en totalité ou en partie.

S'il y a un début d'infection, l'indication opératoire
est alors immédiate et formelle.

A quel moment faut-il opérer ? Dans le cas de Dunlap,
on est intervenu 1 heure après la naissance ; dans celui de
Mac Donald, 6 heures, et dans celui de Krukenberg, 14
heures après l'accouchement. Berger, dans son Traité de
chirurgie, conseille d'attendre quelques heures après
l'accouchement, pour permettre aux fonctions de se régu-
lariser. Pour lui, le moment de choix serait le lendemain
de la naissance : on prendra soin de faire un bon panse-

ment protecteur pour intervenir le lendemain dans les meilleures conditions.

Mais il peut exister des indications d'intervention immédiate. Nous venons de citer un début d'infection ; on sera déterminé de même par une menace d'infection résultant de la rupture des enveloppes de la hernie, produite pendant le travail, peut-être même auparavant, comme dans les cas de Gean et de Larraben. Enfin, des accidents d'étranglement, signalés dans un cas par Fagenstecher, imposeraient une même conduite.

2° *Contre-indications.* — Une première contre-indication indiscutable est l'étendue trop grande de l'arrêt de développement. On ne saurait opérer des malformations trop considérables qu'on n'arriverait pas à recouvrir. En outre, même si on pouvait réunir les parois abdominales au-dessus de la hernie réduite, on peut dans quelques cas déterminer, par suite du volume même de cette hernie, une augmentation de pression intra-abdominale si considérable qu'on a pu voir survenir des accidents (syncope, dyspnée, etc.).

Berger conseille de ne pas intervenir chez des enfants venus trop longtemps avant le terme ou trop chétifs, bien qu'il ait eu personnellement, dans ces conditions, après quelques jours inquiétants, un succès.

Il est évident que la coexistence d'une autre malformation, spina bifida, encéphalocèle, bec-de-lièvre, extrophie de la vessie, ne sera pas une contre-indication, alors même qu'il s'agirait d'une malformation incompatible avec la vie, mais curable par une opération, comme l'imperforation de l'anus. Il faudrait naturellement, dans ce cas, s'occuper tout d'abord de cette malformation. Les adhérences de l'intestin au sac sont négligeables. Si elles étaient trop étendues pour pouvoir être disséquées, on pourrait les réintégrer dans le sac lui-même, à la suite de l'anse adhérente.

La présence du foie, de la rate (Bénédikt), de l'estomac (Landrem) ne sont pas des contre-indications.

3° *Intervention.* — *De l'anesthésie.* — Une première question se pose : faut-il endormir les nouveau-nés ? Dunlap dit avoir opéré un enfant une heure après la naissance, sans que celui-ci poussât un cri, ni fît un effort. Aussi, avait-il émis l'hypothèse de l'existence d'une anesthésie naturelle dans les premières heures qui suivent la naissance. L'expérience journalière va à l'encontre de cette hypothèse.

D'autre part, dans des interventions sur l'abdomen, on a un besoin urgent d'une anesthésie parfaite, sans quoi les cris et les efforts de l'enfant projettent les viscères hors de la cavité abdominale. Le relâchement complet de la paroi abdominale facilite singulièrement l'opération.

En fait, l'anesthésie est assez bien supportée par les nouveau-nés, et Phenomenoff a pu anesthésier un enfant une heure après sa naissance.

L'anesthésique employé dans la plupart des cas a été le chloroforme. Il n'y a aucun inconvénient à s'en servir.

Des antiseptiques. — Nous tenons à rappeler que dans ces interventions chez les nouveau-nés, il faut manier les antiseptiques avec la plus grande prudence. Il faudra s'abstenir de l'acide phénique, pour lequel les enfants ont une intolérance bien connue. Une solution faible de sublimé pourra être avantageusement utilisée.

Manuel opératoire. — Nous éliminerons tout d'abord

le procédé de la ligature sous-cutanée. Ce procédé, qui est à repousser comme trop dangereux, nous paraît en outre à peu près inapplicable dans les hernies d'origine embryonnaire.

Nous avons donc le choix entre deux modes d'intervention : la méthode extra-péritonéale et l'omphalectomie.

Méthode extra-péritonéale. — Cette méthode a été inaugurée par Olshausen, puis mise en exécution dans les cas de Dohrn-Eckerlein et de Benedikt. Dans cette opération on clive l'enveloppe externe de la hernie, ou enveloppe amniotique de l'enveloppe profonde qu'on va réduire avec la hernie. Cela fait, on avive les bords de la peau et on les amène au contact sur la ligne médiane à l'avant de la heirne.

On peut faire à cette méthode un premier reproche : c'est d'être une méthode aveugle qui peut laisser passer inaperçus des diverticules, des brides. En second lieu, la réunion n'est obtenue que par l'avivement de la peau. Aussi, peut on compter difficilement sur la solidité de la cicatrice. On a proposé de remédier à cet inconvénient en avivant de chaque côté les muscles droits.

Omphalectomie. — «En règle générale, dit Berger, l'opération de l'exomphale du cordon doit être conduite comme une cure radicale de hernie ombilicale ordinaire.»

On fait une incision prudente du sac pour respecter les adhérences qu'on dissèque s'il est possible, que l'on réséquerait avec la portion attenante du sac, si la dissection en était impossible. On réduit le contenu de la hernie dans l'abdomen, on excise les enveloppes jusqu'à la limite des parois normales, puis la plupart des auteurs conseillent de réunir par trois plans de suture, pour le péritoine, les muscles et la peau.

Comme le fait remarquer Vienne dans sa thèse, ces trois plans de suture ne sont pas pratiques chez les nouveau-nés, et dans les deux cas opérés par M. le professeur agrégé Imbert, on aurait pu se borner à un seul plan.

Quelques indications opératoires spéciales peuvent résulter du contenu de la hernie. Si l'on trouve un diverticule de Meckel intéressé dans la section du sac, on l'oblitèrera par une suture séri-séreuse.

Il semble que ce soit cette dernière méthode de la cure radicale avec ouverture du péritoine, qui doive réunir les suffrages à notre époque de chirurgie à ciel ouvert.

OBSERVATION PREMIÈRE

Recueillie par M. le docteur Gaillard, interne des hôpitaux. — Parue dans
le *Montpellier médical*, en octobre 1902.)

Hernie ombilicale congénitale volumineuse. Opération 23 heures après la
naissance. — Mort.

X... entre à la clinique le 4 septembre 1902. Enfant né
la veille à 10 heures du soir, à terme, dans de bonnes
conditions ; accouchement normal ; on n'a pu retrouver
d'antécédents spécifiques.

A son arrivée, on constate d'abord un mauvais état
général manifeste, teint jaunâtre de la peau, pouls petit,
très rapide, vomissements bilieux. L'enfant refuse de téter.

On ne constate pas d'arrêt de développement du côté
d'autres organes.

Au niveau de l'ombilic on constate une tumeur du
volume d'une mandarine, d'aspect légèrement violacé,
s'implantant sur l'ombilic par un large pédicule ayant
environ 0 m. 06 de diamètre.

L'enveloppe de la tumeur, bien que paraissant assez
mince, ne permet pas d'apercevoir, par transparence, les
organes contenus à l'intérieur.

A la palpation la tumeur est molle, non fluctuante, elle
gargouille et paraît réductible, mais difficilement. La peau
se termine autour du pédicule par un bourrelet très net.
Le cordon, de grosseur moyenne, s'insère à la base du
bord gauche de la tumeur, se confond avec les membranes
d'enveloppe et ne se dégage qu'au sommet de la hernie.

A cause du mauvais état général de l'enfant, des vomissements bilieux et du volume de la tumeur, M. le profes-

seur agrégé Imbert se décide à opérer l'enfant le soir même de son entrée à l'hôpital, c'est-à-dire environ 23 heures après sa naissance.

Anesthésie au chloroforme.

M. le professeur agrégé Imbert incise, sur la ligne médiane, la membrane d'enveloppe extérieure de la tumeur et la sépare de son contenu ; puis, sur le bord droit de la hernie, à 0 m. 01 environ en dehors du bourrelet cutané, il fait une incision d'environ 0 m. 05, parallèlement à ce bord. L'enfant n'étant pas complètement anesthésié, il sort aussitôt par cette ouverture un paquet intestinal volumineux qui fut très difficile à réduire. Une compresse étant introduite dans cet orifice après réduction, il incise sur le doigt les enveloppes de la tumeur, perpendiculairement à sa première incision.

On peut voir alors le contenu de la hernie qui est uniquement formé d'intestin grêle et de gros intestin, y compris le cœcum et appendice ; le contenu est réduit non sans quelque difficulté ; les enveloppes sont réséquées, le cordon lié à sa base et sectionné. Sutures de la peau à la soie, pansement à la gaze iodoformée.

L'enfant ayant eu une syncope au cours de l'anesthésie, il ne put être ranimé que par l'insufflation pratiquée à l'aide du tube de Ribemont par M. le professeur agrégé Vallois.

L'enfant est mis en couveuse ; on pratique le gavage et des inhalations d'oxygène.

Les suites immédiates de l'opération furent bonnes, mais dès le lendemain (5 septembre) réapparaissaient les vomissements porracés, le ventre se ballonne, le facies s'altère de plus en plus, et le petit malade succombe en n'ayant jamais présenté une température supérieure à 38°3.

L'autopsie a montré uniquement des anses intestinales

congestionnées et distendues par les gaz. Pas d'exsudat
dans le péritoine.

OBSERVATION II

(Recueillie par le Dr Gaillard, interne des Hôpitaux. — Parue in. *Montpellier
Médical*, octobre 1902)

Hernie ombilicale congénitale, contenant le foie et une partie de l'intestin.
— Opération huit heures après la naissance. — Mort deux heures après
l'opération.

F... entre à la Clinique le 10 septembre à 7 heures du
soir. Enfant d'apparence assez robuste, né à midi.

L'état général paraît bon ; pas de vomissements.

A l'examen direct, on constate au point où devrait être
la cicatrice ombilicale, une tumeur du volume d'une orange
s'insérant par un large pédicule (environ 7, 8 cm. de diam.),
la peau s'arrête au pourtour de la tumeur par un bourrelet
très net. Les enveloppes, minces et transparentes, permettent d'apercevoir le contenu : à gauche et en bas, une
masse dure que l'on suppose être l'intestin ; en haut, une
masse brunâtre que l'on pense être le foie ; la palpation
donne l'impression d'un corps dur, ce qui tend à confirmer ce diagnostic. Entre les deux enveloppes se trouve
une quantité assez abondante d'une masse gélatineuse
qui semble être de la gélatine de Warton.

Le cordon épais et gélatineux s'insère sur le bord gauche de la tumeur sans se confondre nulle part avec ses
enveloppes. L'opération est faite le soir même de son
entrée à l'hôpital, soit environ huit heures après la naissance.

Anesthésie au chloroforme.

M. le professeur agrégé Imbert incise successivement

sur la ligne médiane les deux membranes d'enveloppe de la hernie. Aussitôt poussée par les efforts de l'enfant, apparaît une masse volumineuse d'intestin contenant de l'intestin grêle et du gros intestin, y compris le cœcum et l'appendice. A la partie supérieure on voit un organe volumineux, qui est le foie, contenu presque entièrement dans la tumeur.

L'intestin fut assez difficilement réduit ; le foie le fut plus difficilement encore. Il semblait s'être développé dans la tumeur et avoir perdu droit de domicile dans l'abdomen. Il fallut débrider la peau qui paraissait étrangler la base de l'organe. Les enveloppes de la tumeur sont réséquées au ras de l'orifice ; le cordon est lié à la base et sectionné ; suture de la peau au catgut.

Pansement à la gaze iodoformée.

Après l'opération, l'enfant est dans un état de shock très prononcé ; il a des pauses respiratoires. On le recouvre de compresses chaudes et il paraît momentanément se rétablir, mais il retombe dans le collapsus et succombe à minuit, deux heures après la fin de l'opération.

L'autopsie a montré que le foie était assez considérablement diminué de volume et présentait un sillon au niveau du collet de la hernie, ce qui paraissait confirmer qu'il s'était bien développé en dehors de la cavité abdominale et qu'il était primitivement contenu presque en entier dans la tumeur.

Intestin sain.

On n'a pas trouvé d'arrêt de développement portant sur d'autres organes.

CONCLUSIONS

1° Les hernies ombilicales congénitales de la période embryonnaire sont une affection très rare.

2° La pathogénie de ces hernies se rattache manifestement à un arrêt de développement dans la formation des parois ventrales de l'embryon.

3° Ces hernies ne sont recouvertes ni par la peau, ni par le péritoine, mais par deux enveloppes : l'une externe provenant de l'amnios, l'autre interne qui est un reste de la membrane de Rathke.

4° La guérison est possible dans les hernies de moyen volume ; les grosses hernies, abandonnées à elles-mêmes, se terminent fatalement par la mort.

5° Le pronostic, tout en restant très grave, a été considérablement amélioré par les progrès de la chirurgie contemporaine.

6° Il résulte des statistiques publiées que, depuis l'avènement de la méthode antiseptique, c'est l'intervention opératoire, sauf quelques rares contre-indications, qui donne les meilleurs résultats. Quant au procédé opératoire à recommander, il est conforme au procédé habituel de toute cure radicale de hernie : ouverture du péritoine et omphalectomie.

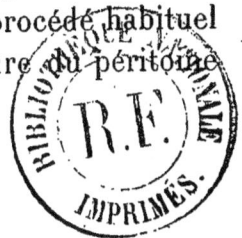

BIBLIOGRAPHIE

1582. A. Paré. — Opera (Ed. Malgaigne, 1841).

1611. Mauriceau. — Observations sur la grossesse et l'accouchement, p. 371.

1716. Méry. — Observations sur les hernies. Mém. de l'Académie des Sciences, Paris.

1760. Louis. — Encyclopédie des Sciences.

1807. A. Cooper. — Anatomy and Surgical treatement of crural and ombilical hernia, t. II.

1812. Meckel. — Hand buch der patholog. Anatomycs. Leipzig, 1812, t. I, p. 138.

1832. Berthelot. — Gazette des Hôpitaux.

1837. Dupuytren. — Traité d'anatomie, p. 21.

1839. Chevalier. — Hernies ombilicales congénitales. Th. de Paris.

1840. Bérard. — Dictionnaire de Médecine.

1848. Vidal de Cassis. — Des hernies ombilicales et épigastriques. Th. de Concours.

1852. Thudicum. — Ueber den Nabelschnurbruck in illustr. medic. Zeitung von Rubner.

1861. Debout. — Bulletin de thérapeutique, t. LXl.

1863. Cruveilhier. — Anatomie pathologique, 1849-64.

1864. Richet. — Anatomie médico-chirurgicale, 4me édit.

1865. Gosselin. — Leçons sur les hernies abdominales.

1866. Duplay. — Les hernies ombilicales. Th. d'agrégation.

1877. Orliac. — Th. de Paris.

1883. Segond. — Th. d'agrégation.

1887. BROCA. — Bulletin de la Société anatomique.

1888. SAPPEY. — Anatomie humaine.

1890. WILKE. — Inaug. Dissert. Kœnigsberg.

1890. MACDONALD. — American Journal of Obstetric.

1891. DARESTE. — Recherches sur les monstruosités. Paris.

1891. HERWIG. — Traité d'Embryologie.

1891. SALMON. — Gazette des Hôpitaux.

1892. CASTERET. — Th. de Lyon.

1892. VANDEPOEL.— Journal de Médecine, Chirurgie et Pharmacie, Bruxelles.

1892. CONDAMIN. — *In* Lyon Médical, t. LXI, p. 289.

1893. JABOULAY. — *In* Lyon Médical, p. 181.

1893. LINDFORS. — Sammlung Klinische Yortrage. Leipzig, 1893.

1893. BERGER. — Deux observations de hernies ombilicales congénitales de la période embryonnaire. *In* Revue de Chirurgie, p. 797.

1894. DUPLAY. — Presse Médicale, juin.

1894. VIENNE. — Des hernies ombilicales congénitales. Th. de Paris.

1895. VIALLETON. — Embryologie *in* Anatomie de Testut.

1897. MAC COSH. — N. Y. Med. Journal, 20 février.

1898. KIRMISSON. — Traité des maladies chirurgicales d'origine congénitale, p. 227.

1898. BERGER. — Hernies ombilicales congénitales. *In* Traité de Chirurgie de Duplay et Reclus, t. VI, p. 298.

1899. JABOULAY. — Hernie ombilicale de la période embryonnaire. *In* Traité de Chirurgie de Le Dentu et Delbet, p. 744, t. VII.

1902. GAILLARD. — Deux cas de hernies ombilicales congénitales opérées. *In* Montpellier Médical (octobre 1902).

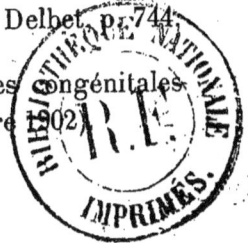

314

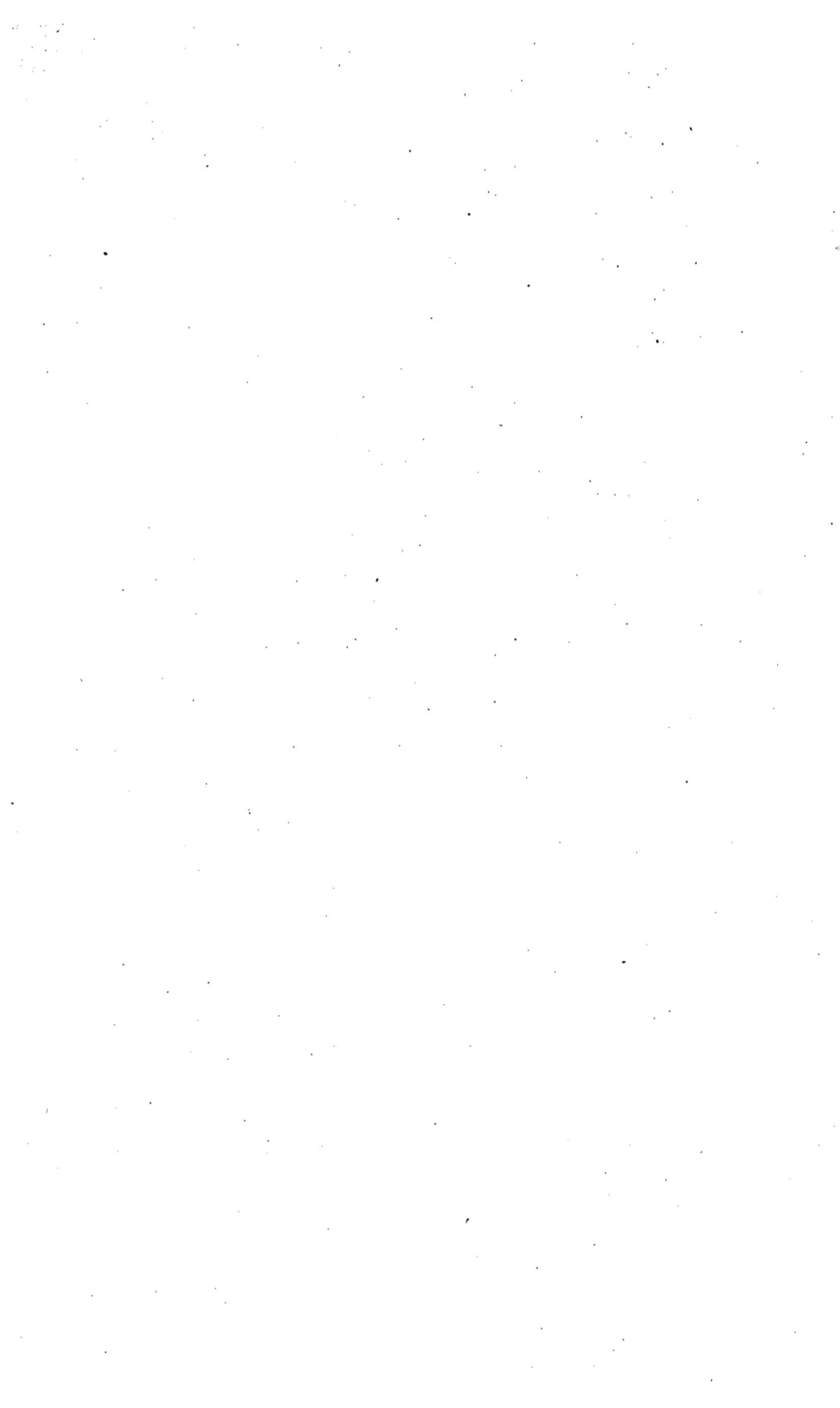